Ensaladas Frescas

Deliciosas Recetas para una Vida Saludable

María Fernández

Tabla de contenido

Ensalada De Pollo Con Prosciutto 8

Deliciosa ensalada de rúcula cubierta con camarones 10

Ensalada Cobb De Camarones 13

Ensalada De Melón Y Prosciutto 16

Ensalada De Maíz Y Frijoles Blancos 18

Ensalada De Camarones Estilo Tailandés 20

Deliciosa Ensalada Con Aderezo De Piña Picante 23

Ensalada De Pollo A La Parrilla Y Rúcula 27

Ensalada de pasta con conchas marinas con aderezo de suero de leche y cebollino 29

Arctic Char con vinagreta de tomate 32

Deliciosa Ensalada De Cangrejo 34

Ensalada De Orzo Con Pollo 37

Ensalada De Halibut Y Durazno 40

Ensalada De Remolacha Y Queso Azul 42

Ensalada Verde Estilo Italiano 45

Ensalada De Brócoli Con Arándanos 47

Deliciosa Ensalada Marconi 49

Ensalada De Papas Y Tocino 51

Ensalada De Lechugas Al Roquefort 53

Ensalada de atún 56

Ensalada De Pasta Antipasto 58

Ensalada De Pollo Y Pasta De Sésamo 61

Ensalada De Patata Tradicional 63

Tabulé de Quinua 65

Ensalada Congelada 67

Ensalada De Fresas Y Feta 69

Ensalada refrescante de pepino 71

Ensalada Colorida 73

Ensalada De Garbanzos 75

Ensalada picante de aguacate y pepino 77

Ensalada De Albahaca, Feta Y Tomate 79

Ensalada De Pasta Y Espinacas 81

Orzo de albahaca y tomates secos 83

Ensalada Cremosa De Pollo 85

Refrescante Green Gram y Yoghurt Challenge 87

Ensalada de aguacate y rúcula cubierta con queso feta desmenuzado 89

Ensalada De Gramo Verde Germinado 91

Ensalada Saludable De Garbanzos 93

Ensalada De Tocino Y Guisantes Con Aderezo Ranch 95

Ensalada De Espárragos Crujientes 97

Deliciosa Ensalada De Pollo 99

Ensalada saludable de verduras y fideos soba 102

Ensalada De Lechugas Y Berros Con Aderezo De Anchoas 105

Ensalada Amarilla Sencilla 108

Ensalada De Cítricos Y Albahaca 110

Ensalada De Pretzel Simple 112

Pollo Satay Más Saludable Ensalada Saludable Sammies 113

Ensalada de pollo de Cleopatra 115

Ensalada tailandesa-vietnamita 117

Ensalada Cobb Navideña 119

Ensalada De Patata Verde 122

Ensalada de maíz quemado ... 125
Ensalada de col y uva ... 127
Ensalada de cítricos ... 129
Ensalada de frutas y lechuga ... 131
Ensalada de manzana y lechuga ... 133
Ensalada de frijoles y pimientos ... 135
Ensalada de zanahorias y dátiles ... 137
Aderezo cremoso de pimienta para ensalada ... 138
Ensalada Hawaiana ... 140
Ensalada de maíz quemado ... 142
Ensalada de col y uva ... 144
Ensalada de cítricos ... 146
Ensalada de frutas y lechuga ... 148
ensalada de pollo al curry ... 150
Ensalada de espinacas y fresas ... 152
Ensalada dulce de restaurante ... 154
Ensalada clásica de macarrones ... 156
Ensalada de pera al roquefort ... 158
Ensalada de atún de Barbie ... 160
Ensalada navideña de pollo ... 162
ensalada mexicana de frijol ... 164
Ensalada de pasta ranchera con tocino ... 166
Ensalada de patata de piel roja ... 168
Ensalada de judías negras y cuscús ... 170
ensalada griega de pollo ... 172
Ensalada de pollo de lujo ... 174
Ensalada de pollo con curry afrutado ... 176

Maravillosa ensalada de pollo al curry 178

Ensalada picante de zanahoria 180

Ensalada asiática de manzana 182

Ensalada de calabaza y orzo 184

Ensalada De Berros-fruta 186

Ensalada César 188

Ensalada De Pollo Y Mango 190

Ensalada de naranja con mozzarella 192

Ensalada de tres frijoles 194

Ensalada de miso y tofu 196

Ensalada japonesa de rábanos 198

Cobb suroeste 200

Pasta Capresse 202

Ensalada De Trucha Ahumada 204

Ensalada De Huevo Con Frijoles 206

Ensalada Ambrosia 207

ensalada de cuña 209

Ensalada de pimientos españoles 211

Ensalada de mimosa 213

Waldorf clásico 215

Ensalada de guisantes de ojos negros 217

Ensalada De Zanahoria Sabrosa 219

Ensalada De Verduras Marinadas 221

Ensalada De Pollo Con Prosciutto

Ingredientes

1 rebanada de pan de masa fermentada de 1 onza, cortada en cubos de 1/2 pulgada

Spray para cocinar

1/4 cucharadita albahaca seca

1 pizca de ajo en polvo

1 ½ cucharada aceite de oliva virgen extra, dividido

1 onza de rebanadas muy delgadas de prosciutto, picadas

1 cucharada. jugo de limon fresco

1/8 cucharadita sal

1 paquete de 5 onzas de rúcula bebé

3/4 onzas de queso Asiago, rallado y dividido, aproximadamente 1/3 taza

3 onzas de pechuga de pollo rostizado, deshuesada y sin piel, desmenuzada

1/2 taza de tomates uva, cortados a la mitad

Método

Mantenga su horno precalentado a 425 grados F. Engrase ligeramente una bandeja para hornear con un poco de aceite en aerosol y coloque los cubos de pan en una sola capa. Espolvoree el ajo en polvo y agregue la albahaca y mezcle bien. Introduzca en el horno precalentado y hornee durante 10 minutos o hasta que el pan esté crujiente. En una sartén antiadherente grande, agregue un poco de aceite y saltee el prosciutto hasta que esté crujiente. Retirar de la sartén y escurrir. Mezcle el aceite restante, el jugo de limón y la sal en un tazón. En un tazón grande, coloque la rúcula, la mitad del queso y la mezcla de jugo y mezcle bien. Mientras sirve, cubra la ensalada con el pollo, el prosciutto crujiente, los tomates, el queso restante y los picatostes y mezcle y sirva.

¡Disfrutar!

Deliciosa ensalada de rúcula cubierta con camarones

Ingredientes

2 tazas de rúcula tierna sin apretar

1/2 taza de pimiento rojo, en juliana

1/4 taza de zanahoria, en juliana

1 1/2 cucharada aceite de oliva virgen extra, dividido

1 cucharadita romero fresco picado

1/4 cucharadita pimienta roja molida

1 diente de ajo, en rodajas finas

8 camarones grandes, pelados y desvenados

1 1/2 cucharada vinagre balsámico blanco

Método

En un tazón grande, mezcle la rúcula tierna, el pimiento rojo y las zanahorias. En una sartén grande agregue aproximadamente 1 cucharada. de aceite y caliéntalo a fuego medio. Coloque la pimienta, el ajo y el romero en la sartén y cocine hasta que el ajo se ablande. Agrega los camarones y sube el fuego. Cocine hasta que los camarones estén cocidos. Coloque los camarones en un tazón. En la sartén, agregue el aceite restante y el vinagre y caliente hasta que esté tibio. Vierta esta mezcla sobre la mezcla de rúcula y revuelva hasta que el aderezo cubra las verduras. Cubra la ensalada con los camarones y sirva inmediatamente.

¡Disfrutar!

Ensalada Cobb De Camarones

Ingredientes

2 rebanadas de tocino cortado en el centro

1/2 libra de camarones grandes, pelados y desvenados

1/4 cucharadita pimenton

1/8 cucharadita pimienta negra

Spray para cocinar

1/8 cucharadita sal, dividida

1 1/4 cucharada jugo de limon fresco

3/4 cucharada aceite de oliva virgen extra

1/4 cucharadita mostaza Dijon integral

1/2 paquete de ensalada romana de 10 onzas

1 taza de tomates cherry, en cuartos

1/2 taza de zanahorias ralladas

1/2 taza de maíz integral congelado, descongelado

1/2 aguacate maduro pelado, cortado en 4 gajos

Método

Dorar el tocino en una sartén hasta que esté crujiente. Cortar a lo largo. Limpia la sartén y rocíala con aceite en aerosol. Coloque la sartén en la estufa nuevamente y caliéntela a fuego medio. Mezcle los camarones con un poco de pimienta y paprika. Agregue los camarones a la sartén y cocine hasta que estén listos. Espolvorear un poco de sal y mezclar bien. En un tazón pequeño, combine el jugo de limón, el aceite, la sal y la mostaza en un tazón. Mezcle la lechuga, los camarones, los tomates, la zanahoria, el maíz, el aguacate y el tocino en un tazón y rocíe el aderezo por encima. Revuelva bien y sirva de inmediato.

¡Disfrutar!

Ensalada De Melón Y Prosciutto

Ingredientes

1 1/2 tazas de melón dulce en cubos de 1/2 pulgada

1 1/2 tazas de melón en cubos de 1/2 pulgada

1 cucharada. menta fresca en rodajas finas

1/2 cucharadita jugo de limon fresco

1/8 cucharadita pimienta negra recién molida

1 onza de prosciutto en rodajas finas, cortado en tiras finas

1/4 taza, 2 onzas de queso Parmigiano-Reggiano fresco rallado

Pimienta negra molida, opcional

ramitas de menta, opcional

Método

Combine todos los ingredientes en un tazón grande y mezcle bien hasta que estén bien cubiertos. Servir adornado con unas ramitas de pimienta y menta. Servir inmediatamente.

¡Disfrutar!

Ensalada De Maíz Y Frijoles Blancos

Ingredientes

1 cabeza de escarola, cortada en cuartos a lo largo y enjuagada

Spray para cocinar

1 onza de panceta, picada

1/2 calabacín mediano, cortado en cuartos y cortado en juliana

1/2 diente de ajo picado

1/2 taza de granos de maíz frescos

1/4 taza de perejil de hoja plana fresco picado

1/2 lata de 15 onzas de frijoles blancos, enjuagados y escurridos

1 cucharada. vinagre de vino tinto

1/2 cucharadita aceite de oliva virgen extra

1/4 cucharadita pimienta negra

Método

Cocine la escarola en una sartén grande a fuego medio durante 3 minutos o hasta que comience a marchitarse alrededor de los bordes. Limpie la sartén y cúbrala con un poco de aceite en aerosol. Caliéntelo a fuego medio alto y agréguele la panceta, el calabacín y el ajo y saltee hasta que estén tiernos. Agregue el maíz y cocine por otro minuto. Combine la mezcla de maíz y la escarola en un tazón grande. Agregue el perejil y el vinagre y mezcle bien. Agregue los ingredientes restantes y mezcle bien. Atender.

¡Disfrutar!

Ensalada De Camarones Estilo Tailandés

Ingredientes

2 onzas de linguini crudo

6 onzas de camarones medianos pelados y desvenados

1/4 taza de jugo de limón fresco

1/2 cucharada azúcar

1/2 cucharada Sriracha, salsa de chile picante, como Huy Fong

1/2 cucharadita salsa de pescado

2 tazas de lechuga romana rota

3/4 taza de cebolla roja, cortada verticalmente

1/8 taza de zanahorias, en juliana

1/4 taza de hojas de menta fresca picadas

1/8 taza de cilantro fresco picado

3 cucharadas anacardos tostados en seco picados, sin sal

Método

Prepara la pasta según las instrucciones del paquete. Cuando la pasta esté casi cocida, agregue los camarones y cocine por 3 minutos. Escurrir y colocar en un colador. Ejecutar un poco de agua fría en él. En un tazón combine el jugo de limón, el azúcar, la Sriracha y la salsa de pescado. Mezclar hasta que el azúcar se disuelva. Agregue todos los ingredientes excepto los anacardos. Mezcle bien. Cubra con anacardos y sirva inmediatamente.

¡Disfrutar!

Deliciosa Ensalada Con Aderezo De Piña Picante

Ingredientes

1/2 libra de pechuga de pollo deshuesada y sin piel

1/2 cucharadita chile en polvo

1/4 cucharadita sal

Spray para cocinar

3/4 taza de piña fresca en cubos de 1 pulgada, aproximadamente 8 onzas, cantidad dividida

1 cucharada. cilantro fresco picado

1 cucharada. jugo de naranja fresco

2 cucharaditas vinagre de sidra de manzana

1/4 cucharadita chile habanero picado

1/2 diente de ajo grande

1/8 taza de aceite de oliva virgen extra

1/2 taza de jícama, pelada y en juliana

1/3 taza de pimiento rojo en rodajas finas

1/4 taza de cebolla roja en rodajas finas

1/2 paquete de 5 onzas de espinacas tiernas frescas, aproximadamente 4 tazas

Método

Golpee el pollo hasta que tenga un grosor uniforme y espolvoree con sal y chile en polvo. Rocíe un poco de aceite en aerosol sobre el pollo y colóquelo en una parrilla precalentada y cocine hasta que el pollo esté listo.

Manténgase a un lado. Coloque la mitad de la piña, el jugo de naranja, el cilantro, el habanero, el ajo y el vinagre en una licuadora y mezcle hasta que quede suave. Vierta lentamente el aceite de oliva y siga mezclando hasta que se combine y espese. Mezcle los ingredientes restantes en un tazón grande. Agregue el pollo y mezcle bien. Vierta el aderezo y revuelva hasta que todos los ingredientes estén bien cubiertos con el aderezo. Servir inmediatamente.

¡Disfrutar!

Ensalada De Pollo A La Parrilla Y Rúcula

Ingredientes

8 mitades de pechuga de pollo deshuesadas y sin piel de 6 onzas

1/2 cucharadita sal

1/2 cucharadita pimienta negra

Spray para cocinar

10 tazas de rúcula

2 tazas de tomates cherry multicolores, cortados a la mitad

1/2 taza de cebolla roja en rodajas finas

1/2 taza de aderezo para ensalada de aceite de oliva y vinagre, cantidad dividida

20 aceitunas kalamata sin hueso, picadas

1 taza de queso de cabra desmenuzado

Método

Sazone la pechuga de pollo con sal y pimienta. Rocíe una sartén con un poco de aceite en aerosol y caliéntela a fuego medio alto. Coloque el pollo en la sartén y cocine hasta que esté listo. Manténgase a un lado. En un tazón, mezcle los tomates, la rúcula, la cebolla, las aceitunas y 6 cucharadas. vendaje. Unte el aderezo restante sobre el pollo y córtelo en rodajas. Mezcle la mezcla de rúcula de pollo y tomate y mezcle bien. Servir inmediatamente.

¡Disfrutar!

Ensalada de pasta con conchas marinas con aderezo de suero de leche y cebollino

Ingredientes

2 tazas de pasta de concha marina cruda

2 tazas de guisantes verdes congelados

1/2 taza de mayonesa de canola orgánica

1/2 taza de suero de leche sin grasa

2 cucharadas. cebollino fresco picado

2 cucharaditas tomillo fresco picado

1 cucharadita sal

1 cucharadita pimienta negra recién molida

4 dientes de ajo, picados

4 tazas de rúcula tierna sin apretar

2 cucharaditas aceite de oliva

4 onzas de prosciutto finamente picado, aproximadamente 1/2 taza

Método

Preparar la pasta según las instrucciones del fabricante. Cuando la pasta esté casi cocida, agregue los guisantes y cocine por 2 minutos. Escurrir y sumergir en agua fría. Escurrir de nuevo. En un tazón combine la mayonesa, el suero de leche, las cebolletas, el tomillo, la sal, la pimienta y el ajo y mezcle bien. Agregue la pasta y los guisantes y la rúcula y mezcle bien. Saltee el prosciutto en una sartén a fuego medio alto hasta que esté crujiente. Espolvorear sobre la ensalada y servir.

¡Disfrutar!

Arctic Char con vinagreta de tomate

Ingredientes

8 filetes de trucha alpina de 6 onzas

1 1/2 cucharadita sal, dividida

1 cucharadita pimienta negra, dividida

Spray para cocinar

8 cucharaditas vinagre balsámico

4 cucharadas aceite de oliva virgen extra

4 cucharaditas chalotes picados

2 pintas de tomates uva, cortados a la mitad

10 tazas de rúcula empacada suelta

4 cucharadas piñones, tostados

Método

Sazone los filetes de trucha alpina con un poco de sal y pimienta. Cocínelos en una sartén durante unos 4 minutos por ambos lados. Retire los filetes de la sartén y cubra con una toalla de papel. Limpia la sartén de sus jugos.

Vierta el vinagre en un tazón pequeño. Rocíe lentamente el aceite y bata hasta que espese. Agregue los chalotes y mezcle bien. Agregue los tomates, la sal y la pimienta a la sartén y caliéntelo a fuego alto y cocine hasta que los tomates se ablanden. Agregue el aderezo y mezcle bien. Mientras sirve, coloque una cama de rúcula en el plato, coloque la trucha ártica y vierta la mezcla de tomate en cada filete. Cubra con algunas nueces y sirva inmediatamente.

¡Disfrutar!

Deliciosa Ensalada De Cangrejo

Ingredientes

2 cucharadas. cáscara de limón rallada

10 cucharadas jugo de limón fresco, dividido

2 cucharadas. aceite de oliva virgen extra

2 cucharaditas Miel

1 cucharadita mostaza de Dijon

1/2 cucharadita sal

1/4 cucharadita pimienta negra recién molida

2 tazas de granos de elote frescos, aproximadamente 2 mazorcas

1/2 taza de hojas de albahaca en rodajas finas

1/2 taza de pimiento rojo picado

4 cucharadas cebolla roja finamente picada

2 libras de carne de cangrejo en trozos, sin los trozos de caparazón

16 rodajas de tomate bistec maduro de 1/4 de pulgada de grosor

4 tazas de tomates cherry, cortados a la mitad

Método

En un tazón grande, mezcle la cáscara, 6 cucharadas. jugo de limón, aceite de oliva, miel, mostaza, sal y pimienta. Retire alrededor de 3 cucharadas. de esta mezcla y reservar. Agregue las 6 cucharadas restantes. jugo de limón, maíz, albahaca, pimiento rojo, cebolla roja y carne de cangrejo al jugo restante, mezcle y mezcle bien. Agregue los tomates y los tomates cherry y mezcle bien. Justo antes de servir verter el jugo retenido por encima y servir de inmediato.

¡Disfrutar!

Ensalada De Orzo Con Pollo

Ingredientes

1 taza de orzo crudo

1/2 cucharadita cáscara de limón rallada

6 cucharadas jugo de limon fresco

2 cucharadas. aceite de oliva virgen extra

1 cucharadita sal kosher

1 cucharadita ajo molido

1/2 cucharadita Miel

1/4 cucharadita pimienta negra recién molida

2 tazas de pechuga de pollo asada, deshuesada y sin piel, desmenuzada

1 taza de pepino inglés cortado en cubitos

1 taza de pimiento rojo

2/3 taza de cebollas verdes en rodajas finas

2 cucharadas. eneldo fresco picado

1 taza de queso de cabra desmenuzado

Método

Prepara el orzo según las instrucciones del fabricante. Escurrir y sumergir en agua fría y escurrir de nuevo y poner en un tazón grande. Combine la cáscara de limón, el jugo de limón, el aceite, el kosher, el ajo, la miel y la pimienta en un tazón. Batir juntos hasta que se combinen. Vierta esta mezcla sobre la pasta preparada y mezcle bien. Mezcle el pollo, el pepino, el pimiento rojo, las cebollas verdes y el eneldo. Mezcle bien. Cubrir con queso y servir inmediatamente.

¡Disfrutar!

Ensalada De Halibut Y Durazno

Ingredientes

6 cucharadas aceite de oliva virgen extra, dividido

8 filetes de halibut de 6 onzas

1 cucharadita sal kosher, dividida

1 cucharadita pimienta negra recién molida, cantidad dividida

4 cucharadas menta fresca picada

4 cucharadas jugo de limon fresco

2 cucharaditas miel de maple

12 tazas de hojas de espinaca tierna

4 duraznos medianos, cortados por la mitad y en rodajas

1 pepino inglés, cortado a la mitad a lo largo y en rodajas

1/2 taza de almendras rebanadas tostadas

Método

Espolvorea los filetes de halibut con un poco de sal y pimienta. Coloque el pescado en una sartén caliente y cocine por ambos lados durante 6 minutos o hasta que el pescado se desmenuce ligeramente al cortarlo con un tenedor. En un tazón grande, mezcle la sal, la pimienta, el aceite, el jugo de limón, la menta y el jarabe de arce y mezcle hasta que se combinen.

Agregue las espinacas baby, los duraznos y el pepino y mezcle bien.

Mientras sirve, sirva el filete sobre una cama de ensalada y cubra con algunas almendras.

¡Disfrutar!

Ensalada De Remolacha Y Queso Azul

Ingredientes

2 tazas de hojas de menta frescas rotas

2/3 taza de cebolla roja en rodajas finas verticalmente

2 paquetes de col rizada tierna de 6 onzas

1/2 taza de yogur griego natural bajo en grasa al 2 %

4 cucharadas suero de leche sin grasa

4 cucharaditas vinagre de vino blanco

3 cucharaditas aceite de oliva virgen extra

1/2 cucharadita sal kosher

1/2 cucharadita pimienta negra recién molida

8 huevos grandes cocidos, cortados en cuartos a lo largo

2 paquetes de 8 onzas de remolachas baby peladas y cocidas al vapor, cortadas en cuartos

1 taza de nueces picadas gruesas

4 onzas de queso azul, desmenuzado

Método

En un tazón grande, mezcle la cebolla, la col rizada, los huevos, la remolacha y la menta. En otro recipiente, mezcle el yogur griego, el suero de leche, el vinagre, el aceite, la sal y la pimienta. Batir hasta que todos los ingredientes estén bien incorporados. Justo antes de servir vierta el aderezo sobre la ensalada y sirva adornado con las nueces y el queso.

Ensalada Verde Estilo Italiano

Ingredientes

4 tazas de lechuga romana, cortada, lavada y seca

2 tazas de escarola rota

2 tazas de achicoria rota

2 tazas de lechuga de hoja roja rota

1/2 taza de cebollas verdes picadas

1 pimiento rojo, cortado en aros

1 pimiento verde, cortado en aros

24 tomates cherry

1/2 taza de aceite de semilla de uva

1/4 taza de albahaca fresca picada

1/2 taza de vinagre balsámico

1/4 taza de jugo de limón

sal y pimienta para probar

Método

Para la ensalada: Mezcle la lechuga romana, la escarola, la lechuga de hoja roja, la achicoria, las cebolletas, los tomates cherry, el pimiento verde y el pimiento rojo en un bol.

Para el aderezo: en un tazón pequeño combine la albahaca, el vinagre balsámico, el aceite de semilla de uva, el jugo de limón y mezcle bien. Condimentar con sal y pimienta.

Justo antes de servir, vierta el aderezo sobre la ensalada y mezcle bien para cubrir. Servir inmediatamente.

¡Disfrutar!

Ensalada De Brócoli Con Arándanos

Ingredientes

1/4 taza de vinagre balsámico

2 cucharaditas mostaza de Dijon

2 cucharaditas miel de maple

2 dientes de ajo, picados

1 cucharadita ralladura de limon rallado

sal y pimienta para probar

1 taza de aceite de canola

2 paquetes de 16 onzas de mezcla de ensalada de col y brócoli

1 taza de arándanos secos

1/2 taza de cebollas verdes picadas

1/2 taza de pecanas picadas

Método

Vierta el vinagre en un tazón mediano. Agregue la mostaza Dijon, el ajo, la ralladura de limón y el jarabe de arce. Batir bien y agregar gradualmente el aceite y batir hasta que se mezclen. Agregue la ensalada de brócoli, las cebollas verdes, los arándanos secos y la cebolla en un tazón grande para mezclar. Rocíe el aderezo sobre la ensalada y mezcle bien. Metemos en la nevera y dejamos enfriar durante media hora. Cubra con nueces y sirva de inmediato.

¡Disfrutar!

Deliciosa Ensalada Marconi

Ingredientes

2 tazas de macarrones con coditos crudos

1/2 taza de mayonesa

2 cucharadas. vinagre blanco destilado

1/3 taza de azúcar blanca

1 cucharada. y 3/4 cucharadita. mostaza amarilla preparada

3/4 cucharadita sal

1/4 cucharadita pimienta negro

1/2 cebolla grande, picada

1 tallo de apio, picado

1/2 pimiento verde, sin semillas y picado

2 cucharadas. zanahoria rallada, opcional

1 cucharada. pimientos picantes picados, opcional

Método

Prepara los macarrones según las instrucciones del fabricante. Escurrir, sumergir en agua fría y escurrir de nuevo. Combine la mayonesa, el azúcar, la mostaza, el vinagre, la pimienta y la sal en un tazón grande. Agregue el pimiento verde, el apio, los pimientos, la zanahoria y los macarrones y mezcle bien. Enfriar durante la noche antes de servir.

¡Disfrutar!

Ensalada De Papas Y Tocino

Ingredientes

1 libra de papas rojas limpias y fregadas

3 huevos

1/2 libra de tocino

1/2 cebolla, finamente picada

1/2 tallo de apio, finamente picado

1 taza de mayonesa

sal y pimienta para probar

Método

Cuece las patatas en agua hirviendo hasta que estén tiernas. Escurrir y enfriar en la nevera. Hervir los huevos en un poco de agua hirviendo, sumergir en agua fría, pelar y picar. Dorar el tocino en una sartén. Escurrir y desmenuzar en trozos más pequeños. Picar las papas frías en trozos pequeños. Combine todos los ingredientes en un tazón grande. Servir frío.

¡Disfrutar!

Ensalada De Lechugas Al Roquefort

Ingredientes

2 cabezas de hojas de lechuga, cortadas en trozos pequeños

6 peras - peladas, sin corazón y picadas

10 onzas de queso roquefort, desmenuzado

2 aguacates - pelados, sin hueso y cortados en cubitos

1 taza de cebollas verdes en rodajas finas

1/2 taza de azúcar blanca

1 taza de nueces

2/3 taza de aceite de oliva

1/4 taza y 2 cucharadas. vinagre de vino tinto

1 cucharada. azucar blanca

1 cucharada. mostaza preparada

2 dientes de ajo, picados

1 cucharadita sal

Pimienta negra recién molida al gusto

Método

Agregue la 1/2 taza de azúcar con las nueces en una sartén. Cocine a fuego medio hasta que el azúcar se derrita y las nueces se caramelicen. Vierta lentamente la mezcla sobre un papel encerado y enfríe. Romper en pedazos y reservar. Vierta el aceite de oliva, el vinagre de vino tinto, 1 cucharada. azúcar, mostaza, ajo, pimienta y sal en un procesador de alimentos y procesa hasta incorporar todos los ingredientes. En una ensaladera grande, agregue todos los ingredientes sobrantes y vierta el aderezo. Mezcle bien para cubrir. Cubra con las nueces caramelizadas y sirva.

¡Disfrutar!

Ensalada de atún

Ingredientes

2 latas de 7 onzas de atún blanco, escurrido y desmenuzado

3/4 taza de mayonesa o aderezo para ensaladas

2 cucharadas. queso parmesano

1/4 taza y 2 cucharadas. salsa dulce de pepinillos

1/4 cucharadita hojuelas de cebolla picada seca

1/2 cucharadita polvo de curry

2 cucharadas. perejil seco

2 cucharaditas hojas de eneldo

2 pizcas de ajo en polvo

Método

Agregue el atún blanco, la mayonesa, el queso parmesano, el condimento de pepinillos dulces y los pepinillos de cebolla en un tazón mediano. Mezclar bien. Espolvorea el curry en polvo, el perejil, el eneldo y el ajo en polvo y revuelve bien. Servir inmediatamente.

¡Disfrutar!

Ensalada De Pasta Antipasto

Ingredientes

2 libras de pasta de conchas marinas

1/2 libra de salami de Génova, picado

1/2 libra de salchicha de pepperoni, picada

1 libra de queso Asiago, cortado en cubitos

2 latas de 6 onzas de aceitunas negras, escurridas y picadas

2 pimientos rojos, cortados en cubitos

2 pimientos morrones verdes picados

6 tomates, picados

2 paquetes de 0,7 onzas de mezcla seca de aderezo para ensaladas al estilo italiano

1-1/2 tazas de aceite de oliva virgen extra

1/2 taza de vinagre balsámico

1/4 taza de orégano seco

2 cucharadas. perejil seco

2 cucharadas. Queso parmesano rallado

Sal y pimienta negra molida al gusto

Método

Cocine la pasta de acuerdo con las instrucciones del fabricante. Escurrir y sumergir en agua fría. Escurrir de nuevo. Agregue la pasta, el pepperoni, el salami, las aceitunas negras, el queso Asiago, los tomates, el pimiento rojo y el pimiento verde en un tazón grande. Mezclar bien. Espolvorea la mezcla de aderezo y revuelve bien. Cubra con una envoltura adhesiva y enfríe.

Para el aderezo: En un bol vierte el aceite de oliva, el orégano, el vinagre balsámico, el queso parmesano, el perejil, la pimienta y la sal. Batir bien hasta que se mezclen. Justo antes de servir, rocíe el aderezo sobre la ensalada y revuelva para cubrir. Servir inmediatamente.

¡Disfrutar!

Ensalada De Pollo Y Pasta De Sésamo

Ingredientes

1/2 taza de semillas de sésamo

2 paquetes de 16 onzas de pasta moño

1 taza de aceite vegetal

2/3 taza de salsa de soya ligera

2/3 taza de vinagre de arroz

2 cucharaditas aceite de sésamo

1/4 taza y 2 cucharadas. azucar blanca

1 cucharadita Jengibre molido

1/2 cucharadita pimienta negro

6 tazas de carne de pechuga de pollo cocida y desmenuzada

2/3 taza de cilantro fresco picado

2/3 taza de cebolla verde picada

Método

Tueste ligeramente las semillas de sésamo en una sartén a fuego medio alto hasta que el aroma llene la cocina. Manténgase a un lado. Cocine la pasta de acuerdo con las instrucciones del fabricante. Escurrir, sumergir en agua fría y escurrir y colocar en un bol. Mezcle el aceite vegetal, el vinagre de arroz, la salsa de soya, el azúcar, el aceite de sésamo, el jengibre, la pimienta y las semillas de sésamo hasta que se incorporen todos los ingredientes. Vierta el aderezo preparado sobre la pasta y mezcle bien hasta que el aderezo cubra la pasta. Agregue las cebollas verdes, el cilantro y el pollo y mezcle bien. Servir inmediatamente.

¡Disfrutar!

Ensalada De Patata Tradicional

Ingredientes

10 papas

6 huevos

2 tazas de apio picado

1 taza de cebolla picada

1 taza de condimento de pepinillos dulces

1/2 cucharadita sal de ajo

1/2 cucharadita sal de apio

2 cucharadas. mostaza preparada

Pimienta negra molida al gusto

1/2 taza de mayonesa

Método

Cocine las papas en una olla con agua hirviendo con sal hasta que estén tiernas, pero no blandas. Escurrir el agua y pelar las patatas. Picar en trozos del tamaño de un bocado. Hervir los huevos duros y pelarlos y trocearlos. Combine todos los ingredientes en un tazón grande suavemente. No seas demasiado brusco o acabarás aplastando las patatas y los huevos. Servir frío.

¡Disfrutar!

Tabulé de Quinua

Ingredientes

4 tazas de agua

2 tazas de quinua

2 pizcas de sal

1/2 taza de aceite de oliva

1 cucharadita sal marina

1/2 taza de jugo de limón

6 tomates, cortados en cubitos

2 pepinos, cortados en cubitos

4 manojos de cebollas verdes, picadas

4 zanahorias, ralladas

2 tazas de perejil fresco, picado

Método

Hervir un poco de agua en una cacerola. Añádele una pizca de sal y la quinoa. Cubra la cacerola con una tapa y deje que el líquido hierva a fuego lento durante unos 15-20 minutos. Una vez cocido, retira del fuego y mezcla con un tenedor para que se enfríe más rápido. Mientras la quínoa se enfría, coloca el resto de los ingredientes en un tazón grande. Agregue la quinua enfriada y mezcle bien. Servir inmediatamente.

¡Disfrutar!

Ensalada Congelada

Ingredientes

2 tazas de yogur

2 tazas de crema fresca

1 taza de macarrones cocidos

2-3 chiles picados

3 cucharadas cilantro picado

3 cucharaditas azúcar

Sal al gusto

Método

Combine todos los ingredientes en un tazón grande y refrigere durante la noche. Servir frío.

¡Disfrutar!

Ensalada De Fresas Y Feta

Ingredientes

1/2 taza de almendras fileteadas

1 diente de ajo, picado

1/2 cucharadita Miel

1/2 cucharadita mostaza de Dijon

2 cucharadas. vinagre de frambuesa

1 cucharada. vinagre balsámico

1 cucharada. azúcar morena

1/2 taza de aceite vegetal

1/2 cabeza de lechuga romana, desgarrada

1 taza de fresas frescas, en rodajas

1/2 taza de queso feta desmenuzado

Método

Tostar las almendras en una sartén a fuego medio. Manténgase a un lado. Combine la miel, el ajo, la mostaza, los dos vinagres, el aceite vegetal y el azúcar moreno en un bol. Mezcla todos los ingredientes con las almendras tostadas en una ensaladera grande. Vierta el aderezo justo antes de servir, revuelva bien para cubrir y sirva de inmediato.

¡Disfrutar!

Ensalada refrescante de pepino

Ingredientes

2 pepinos grandes, cortados en trozos de ½ pulgada

1 taza de yogur con toda la grasa

2 cucharaditas eneldo, finamente picado

Sal al gusto

Método

Batir el yogur hasta que quede suave. Agregue el pepino, el eneldo y la sal y mezcle bien. Enfriar durante la noche y servir cubierto con un poco de eneldo.

¡Disfrutar!

Ensalada Colorida

Ingredientes

2 tazas de granos de elote, hervidos

1 pimiento verde, cortado en cubitos

1 pimiento rojo, cortado en cubitos

1 pimiento amarillo, cortado en cubitos

2 tomates, sin semillas, cortados en cubitos

2 papas, hervidas, cortadas en cubitos

1 taza de jugo de limón

2 cucharaditas mango seco en polvo

Sal al gusto

2 cucharadas. cilantro, picado, para decorar

Método

Combine todos los ingredientes excepto el cilantro en un tazón grande para mezclar. Sazone al gusto. Enfriar durante la noche. Cubra con cilantro justo antes de servir.

¡Disfrutar!

Ensalada De Garbanzos

Ingredientes

1 lata de 15 onzas de garbanzos, escurridos

1 pepino, cortado a la mitad a lo largo y en rodajas

6 tomates cherry, cortados a la mitad

1/4 cebolla roja, picada

1 diente de ajo, picado

1/2 lata de 15 onzas de aceitunas negras, escurridas y picadas

1/2 onza de queso feta desmenuzado

1/4 taza de aderezo para ensalada estilo italiano

1/4 de limón, en jugo

1/4 cucharadita sal de ajo

1/4 cucharadita pimienta negro

1 cucharada. crema para decorar

Método

Mezcle todos los ingredientes en un tazón grande y colóquelo en el refrigerador durante al menos 3 horas antes de servir.

Combine los frijoles, pepinos, tomates, cebolla roja, ajo, aceitunas, queso, aderezo para ensaladas, jugo de limón, ajo, sal y pimienta. Mezcle y refrigere 2 horas antes de servir. Servir frío. Servir cubierto con la crema.

¡Disfrutar!

Ensalada picante de aguacate y pepino

Ingredientes

4 pepinos medianos, en cubos

4 aguacates, en cubos

1/2 taza de cilantro fresco picado

2 dientes de ajo, picados

1/4 taza de cebollas verdes picadas, opcional

1/2 cucharadita sal

pimienta negra al gusto

1/2 limón grande

2 limas

Método

Combine todos los ingredientes excepto el jugo de limón en un tazón grande para mezclar. Refrigerar al menos una hora. Vierta el jugo de limón sobre la ensalada justo antes de servir y sirva inmediatamente.

¡Disfrutar!

Ensalada De Albahaca, Feta Y Tomate

Ingredientes

12 roma, tomates ciruela, cortados en cubitos

2 pepinos pequeños, pelados, cortados en cuartos a lo largo y picados

6 cebollas verdes, picadas

1/2 taza de hojas de albahaca fresca, cortadas en tiras finas

1/4 taza y 2 cucharadas. aceite de oliva

1/4 taza de vinagre balsámico

1/4 taza y 2 cucharadas. queso feta desmenuzado

sal y pimienta negra recién molida al gusto

Método

Combina todos los ingredientes en una ensaladera grande. Ajuste la sazón al gusto y sirva de inmediato.

¡Disfrutar!

Ensalada De Pasta Y Espinacas

Ingredientes

1/2 paquete de 12 onzas de pasta farfalle

5 onzas de espinacas tiernas, enjuagadas y cortadas en trozos pequeños

1 onza de queso feta desmenuzado con albahaca y tomate

1/2 cebolla roja, picada

1/2 lata de 15 onzas de aceitunas negras, escurridas y picadas

1/2 taza de aderezo para ensalada estilo italiano

2 dientes de ajo, picados

1/2 limón, en jugo

1/4 cucharadita sal de ajo

1/4 cucharadita pimienta negro

Método

Prepare la pasta de acuerdo con las instrucciones del fabricante. Escurrir y sumergir en agua fría. Escurrir de nuevo y colocar en un tazón grande para mezclar. Agregue las espinacas, el queso, las aceitunas y las cebollas rojas. En otro tazón combine el aderezo para ensaladas, el jugo de limón, el ajo, la pimienta y la sal de ajo. Batir hasta que esté combinado. Verter sobre la ensalada y servir inmediatamente.

¡Disfrutar!

Orzo de albahaca y tomates secos

Ingredientes

1 taza de pasta orzo cruda

1/4 taza de hojas de albahaca fresca picada

2 cucharadas. y 2 cucharaditas. tomates secos en aceite picados

1 cucharada. aceite de oliva

1/4 taza y 2 cucharadas. Queso parmesano rallado

1/4 cucharadita sal

1/4 cucharadita pimienta negro

Método

Prepare la pasta de acuerdo con las instrucciones del fabricante. Escurrir y sumergir en agua fría. Escurrir de nuevo y reservar. En un procesador de alimentos, coloque los tomates secados al sol y la albahaca y mezcle hasta que quede suave. Combine todos los ingredientes en un tazón grande y mezcle bien. Sazone al gusto. Esta ensalada se puede servir a temperatura ambiente o refrigerada.

¡Disfrutar!

Ensalada Cremosa De Pollo

Ingredientes

2 tazas de mayonesa

2 cucharadas. azúcar, o más dependiendo de la dulzura de su mayonesa

2 cucharaditas pimienta

1 pechuga de pollo, deshuesada y sin piel

1 pizca de ajo en polvo

1 pizca de cebolla en polvo

1 cucharada. cilantro picado

Sal al gusto

Método

Freír la pechuga de pollo hasta que esté cocida. Enfriar y picar en trozos del tamaño de un bocado. Combine todos los ingredientes en un tazón grande y mezcle bien. Sazone al gusto y sirva frío.

¡Disfrutar!

Refrescante Green Gram y Yoghurt Challenge

Ingredientes

2 tazas de gramo verde

1 taza de yogur espeso

1 cucharadita chile en polvo

2 cucharadas. azúcar

Sal al gusto

Método

Hierva una olla de agua y agregue una pizca de sal y el gramo verde. Cocinar hasta que esté casi hecho y escurrir. Enjuague con agua fría y reserve. Batir el yogur hasta que quede suave. Agregue el chile en polvo, el azúcar y la sal y mezcle bien. Enfriar el yogur en la nevera durante unas horas. Justo antes de servir, saque el gramo verde en un plato para servir y sírvalo cubierto con el yogur preparado. Servir inmediatamente.

¡Disfrutar!

Ensalada de aguacate y rúcula cubierta con queso feta desmenuzado

Ingredientes

1 aguacate maduro, lavado

Un puñado de hojas de rúcula

1 pomelo rosa, sin semillas

3 cucharadas vinagre balsámico

4 cucharadas aceite de oliva

1 cucharadita mostaza

½ taza de queso feta, desmenuzado

Método

Saque la parte carnosa del aguacate y colóquelo en un tazón. Agregue el vinagre balsámico y el aceite de oliva y mezcle hasta que quede suave.

Agregue el resto de los ingredientes excepto el queso feta y mezcle bien.

Servir cubierto con el queso feta desmenuzado.

¡Disfrutar!

Ensalada De Gramo Verde Germinado

Ingredientes

1 taza de brotes de gramo verde

1/4 taza de pepino sin semillas cortado en cubitos

1/4 taza de tomate picado sin semillas

2 cucharadas. y 2 cucharaditas. cebollas verdes picadas

1 cucharada. cilantro fresco picado

1/4 taza de rábanos en rodajas finas, opcional

1-1/2 cucharadita aceite de oliva

1 cucharada. jugo de limon

1-1/2 cucharadita vinagre de vino blanco

3/4 cucharadita Orégano seco

1/4 cucharadita polvo de ajo

3/4 cucharadita polvo de curry

1/4 cucharadita mostaza seca

1/2 pizca sal y pimienta al gusto

Método

Combine todos los ingredientes en un tazón grande y revuelva hasta que todos los ingredientes estén cubiertos con el aceite. Enfríe en el refrigerador por unas horas antes de servir.

¡Disfrutar!

Ensalada Saludable De Garbanzos

Ingredientes

2-1/4 libras de garbanzos, escurridos

1/4 taza de cebolla roja, picada

4 dientes de ajo, picados

2 tomates picados

1 taza de perejil picado

1/4 taza y 2 cucharadas. aceite de oliva

2 cucharadas. jugo de limon

sal y pimienta para probar

Método

Combine todos los ingredientes en un tazón grande y mezcle bien. Refrigere durante la noche. Servir frío.

¡Disfrutar!

Ensalada De Tocino Y Guisantes Con Aderezo Ranch

Ingredientes

8 rebanadas de tocino

8 tazas de agua

2 paquetes de 16 onzas de guisantes verdes congelados

2/3 taza de cebolla picada

1 taza de aderezo ranchero

1 taza de queso cheddar rallado

Método

Dorar el tocino en una sartén grande a fuego alto. Escurrir la grasa y desmenuzar el tocino y reservar. En una olla grande hierve un poco de agua y agrega los guisantes. Cocine los guisantes por solo un minuto y escúrralos. Sumergir en agua fría y escurrir de nuevo. En un tazón grande, combine el tocino desmenuzado, los guisantes hervidos, la cebolla, el queso Cheddar y el aderezo Ranch. Revuelva bien y refrigere. Servir frío.

¡Disfrutar!

Ensalada De Espárragos Crujientes

Ingredientes

1-1/2 cucharadita vinagre de arroz

1/2 cucharadita vinagre de vino tinto

1/2 cucharadita salsa de soja

1/2 cucharadita azucar blanca

1/2 cucharadita mostaza de Dijon

1 cucharada. aceite de cacahuete

1-1/2 cucharadita aceite de sésamo

3/4 libra de espárragos frescos, recortados y cortados en trozos de 2 pulgadas

1-1/2 cucharadita semillas de sésamo

Método

En un tazón pequeño, agregue el vinagre de arroz, el vinagre de vino de arroz, el azúcar, la salsa de soya y la mostaza. Vierta lentamente los aceites, mientras los bate continuamente, para emulsionar los líquidos juntos. Llena una olla con agua y agrega una pizca de sal. Llevar a ebullición. Ponga los espárragos en el agua y cocine por 5 minutos o hasta que estén tiernos pero no blandos. Escurrir y sumergir en agua fría. Escurrir de nuevo y colocar en un tazón grande. Vierta el aderezo preparado sobre los espárragos y mezcle hasta que el aderezo cubra los espárragos. Cubra con algunas semillas de sésamo y sirva inmediatamente.

¡Disfrutar!

Deliciosa Ensalada De Pollo

Ingredientes

2 cucharadas. caldo de pollo sin grasa y con menos sodio

1 cucharada. vinagre de vino de arroz

1/2 cucharada salsa de pescado tailandesa

1/2 cucharada salsa de soja baja en sodio

1/2 cucharada ajo picado

1 cucharadita azúcar

1/2 libra de pechuga de pollo, sin piel, sin hueso, cortada en trozos pequeños

1/2 cucharada aceite de cacahuete

2 tazas de ensalada de verduras mixtas

2 cucharadas. albahaca fresca, picada

2 cucharadas. cebolla roja, en rodajas finas

1 cucharada. maní tostado en seco finamente picado sin sal

Rodajas de lima, opcional

Método

En un tazón mediano, combine el caldo de pollo, el vinagre de vino de arroz, la salsa de pescado tailandesa, la salsa de soya baja en sodio, el ajo y el azúcar. Ponga los trozos de pollo en esta marinada y cubra el pollo con la mezcla y déjelo a un lado durante unos minutos. Agregue el aceite en una sartén grande y caliente a fuego medio. Retire los trozos de pollo de la marinada y cocine en la sartén caliente durante unos 4-5 minutos o hasta que estén completamente cocidos. Vierta la marinada y cocine a fuego lento hasta que la salsa espese. Alejar del calor. En un tazón grande, mezcle las verduras, la albahaca y el pollo y mezcle bien hasta que estén cubiertos.

Sirva la ensalada cubierta con la cebolla y los cacahuetes con rodajas de limón a un lado.

¡Disfrutar!

Ensalada saludable de verduras y fideos soba

Ingredientes

2 paquetes de 8 onzas de fideos soba

2 ½ tazas de soja verde congelada

1 ½ tazas de zanahorias, en juliana

2/3 taza de cebollas verdes, en rodajas

4 cucharadas cilantro fresco, picado

3 cucharaditas chile serrano, picado

2 libras de camarones, pelados y desvenados

1/2 cucharadita sal

1/2 cucharadita pimienta negra

Spray para cocinar

2 cucharadas. jugo de naranja fresco

2 cucharadas. jugo de limón fresco

1 cucharada. salsa de soja baja en sodio

1 cucharada. aceite de sésamo oscuro

1 cucharada. aceite de oliva

Método

Hierva una olla de agua y cocine los fideos en ella hasta que estén casi listos. En una sartén cocina la soya por 1 minuto o hasta que esté muy caliente. Retirar de la sartén y escurrir. Mezcle los fideos con las zanahorias, las cebollas, el cilantro y el chile. Rocíe una sartén grande con un poco de aceite en aerosol y caliente a fuego medio. Mezcle los camarones con sal y pimienta. Coloque los camarones en la sartén y cocine hasta que estén listos. Agregue los camarones a la mezcla de fideos. En un tazón pequeño, agregue el jugo de naranja y los demás ingredientes y mezcle bien. Vierta el aderezo sobre la mezcla de fideos y mezcle bien hasta que esté cubierto.

¡Disfrutar!

Ensalada De Lechugas Y Berros Con Aderezo De Anchoas

Ingredientes

Vendaje:

1 taza de yogur natural sin grasa

1/2 taza de mayonesa baja en grasa

4 cucharadas perejil de hoja plana fresco picado

6 cucharadas cebollas verdes picadas

2 cucharadas. cebollino fresco picado

6 cucharadas vinagre de vino blanco

4 cucharaditas pasta de anchoas

2 cucharaditas estragón fresco picado

1/2 cucharadita pimienta negra recién molida

1/4 cucharadita sal

2 dientes de ajo, picados

Ensalada:

16 tazas de lechuga romana rota

2 tazas de berros recortados

3 tazas de pechuga de pollo cocida picada

4 tomates, cada uno cortado en 8 gajos, aproximadamente 1 libra

4 huevos grandes cocidos, cada uno cortado en 4 gajos

1 taza de aguacate pelado en cubitos

1/2 taza, 1 1/2 onzas de queso azul desmenuzado

Método

Ponga todos los ingredientes necesarios para el aderezo en un procesador de alimentos, gírelo y mezcle hasta que quede suave. Refrigerar. En un tazón grande, coloque todos los ingredientes para la ensalada y mezcle bien. Vierta sobre el aderezo justo antes de servir.

¡Disfrutar!

Ensalada Amarilla Sencilla

Ingredientes

1 mazorca de maíz amarillo

Chorrito de aceite de oliva virgen extra

1 calabaza amarilla fresca

3 tomates uva amarillos frescos

3-4 hojas de albahaca fresca

Una pizca de sal al gusto

Pimienta negra recién molida para espolvorear

Método

En primer lugar, corte los granos del maíz. Corte la calabaza amarilla fresca y los tomates uva amarillos frescos en rodajas. Ahora tome una sartén y rocíe un poco de aceite de oliva y saltee el maíz y la calabaza hasta que estén tiernos. En un bowl, agrega todos los ingredientes y sazona al gusto. Mezcle y sirva.

¡Disfrutar!

Ensalada De Cítricos Y Albahaca

Ingredientes

Aceite de oliva virgen extra

2 naranjas, en jugo

1 jugo de limón fresco

1 ralladura de limón

1 cucharada. de miel

Chorrito de vinagre de vino blanco

Pizca de sal

2-3 hojas de albahaca fresca, picadas

Método

Tome un tazón grande para mezclar ensaladas y agregue el aceite de oliva virgen extra, el jugo fresco de limón y naranja y mezcle bien. Luego agregue la ralladura de limón, la miel, el vinagre de vino blanco, las hojas de albahaca fresca y espolvoree un poco de sal al gusto. Revuelva bien para mezclar. Luego poner en el refrigerador para enfriar y servir.

¡Disfrutar!

Ensalada De Pretzel Simple

Ingredientes

1 paquete de pretzels

sal para espolvorear

2/3 taza de aceite de maní

Aderezo para ensaladas de ajo y hierbas, puede usar el aderezo para ensaladas de su elección, según el gusto

Método

Tome una bolsa grande para mezclar. Ahora agregue los pretzels, el aceite de maní, la mezcla de aderezo para ensaladas con ajo y hierbas o cualquier otro aderezo para ensaladas. Espolvorear un poco de sal para sazonar. Ahora agita bien la bolsa para que los pretzels queden cubiertos uniformemente. Sírvelo de inmediato.

¡Disfrutar!

Pollo Satay Más Saludable Ensalada Saludable Sammies

Ingredientes

1 ½ peso corporal de aves de corral de corte fino varios alimentos, chuletas

2 cucharadas. aceite vegetal

Planificación de la parrilla, recomendado: parrilla BBQ Mates Montreal Meal Seasoning de McCormick o sodio y pimienta en bruto

3 cucharadas redondeadas. mantequilla de maní grande

3 cucharadas especias de soja negra

1/4 taza de cualquier jugo de frutas

2 cucharaditas especias picantes

1 limón

1/4 de pepino sin semillas, cortado en palitos

1 taza de zanahorias cortadas en trozos pequeños

2 tazas de hojas de lechuga cortadas

4 panecillos crujientes, keisers o altavoces, partidos

Método

Calienta una sartén para barbacoa o un paquete antiadherente grande. Cubra las aves de corral con aceite y planifique la parrilla para barbacoa y cocine 3 minutos por cada lado en 2 lotes.

Coloque la mantequilla de maní en un plato apto para microondas y ablande en el microondas a temperatura alta durante unos 20 segundos. Mezcle soya, jugo de frutas, especias picantes y jugo de limón en la mantequilla de maní. Tira las aves de corral con especias satay. Mezclar las verduras frescas cortadas. Coloque 1/4 de las verduras frescas en pan de molde y cubra con 1/4 de la mezcla de aves Satay. Configure las puntas de los moños y ofrézcalas o envuélvalas para viajar.

¡Disfrutar!

Ensalada de pollo de Cleopatra

Ingredientes

1 ½ pechugas de pollo

2 cucharadas. aceite de oliva virgen extra

1/4 cucharadita copos rojos triturados

4 dientes de ajo machacados

1/2 taza de vino blanco seco

1/2 naranja, en jugo

Un puñado de perejil de hoja plana en rodajas

Sodio grueso y pimienta negra

Método

Caliente un paquete antiadherente grande sobre la estufa. Añadir aceite de oliva virgen extra y calentar. Agregue el impulso triturado, los dientes de ajo triturados y las pechugas de pollo. Saltee las pechugas de pollo hasta que estén bien doradas por todos lados, durante unos 5 a 6 minutos. Deje que el líquido se cocine y los tiernos se cocinen por completo, aproximadamente de 3 a 4 minutos más, y luego retire la sartén del fuego. Presione jugo de lima recién exprimido sobre las aves y sirva con perejil y sal al gusto. Servir inmediatamente.

¡Disfrutar!

Ensalada tailandesa-vietnamita

Ingredientes

3 lechugas latinas picadas

2 tazas de plántulas de vegetales frescos, cualquier variedad

1 taza de daikon o rábanos rojos cortados muy perfectamente

2 tazas de guisantes

8 cebolletas, cortadas al bies

½ pepino sin semillas, cortado en 1/2 a lo largo

1 pinta de tomates uva amarillos o rojos

1 cebolla roja, en cuartos y en rodajas muy perfectas

1 selección de excelentes resultados frescos en, recortado

1 selección de resultados de albahaca fresca, recortada

2 paquetes de 2 onzas de frutos secos en rodajas, que se encuentran en el pasillo de horneado

8 piezas de pan tostado de almendras o pan tostado de anís, cortado en trozos de 1 pulgada

1/4 taza de salsa de soya negra tamari

2 cucharadas. aceite vegetal

4 a 8 chuletas de ave cortadas finas, dependiendo del tamaño

Sal y pimienta negra fresca de suelo

1 libra de mahi mahi

1 lima madura

Método

Combine todos los ingredientes en un tazón grande y sirva frío.

¡Disfrutar!

Ensalada Cobb Navideña

Ingredientes

Spray antiadherente para preparación de alimentos

2 cucharadas. sirope de nuez

2 cucharadas. azúcar moreno

2 cucharadas. sidra de manzana

1 libra de harina de jamón, completamente lista, en dados grandes

½ libra de grano de moño, cocido

3 cucharadas pepinillos en rodajas preciosas

Lechuga

½ taza de cebolla roja rebanada

1 taza de Gouda picado pequeño

3 cucharadas hojas de perejil fresco en rodajas

Vinagreta, fórmula a continuación

Frijoles Orgánicos Marinados:

1 libra de guisantes, disminución, cortados en tercios

1 cucharadita ajo rebanado

1 cucharadita copos de impulso rojo

2 cucharaditas aceite de oliva virgen extra

1 cucharadita vinagre blanco

Pizca de sal

Pimienta negra

Método

Precaliente la estufa a 350 grados F. Aplique aceite en aerosol antiadherente a una fuente para hornear. En un plato mediano, mezcle el jarabe de nuez, la glucosa marrón y la sidra de manzana. Agregue el jamón y mezcle bien. Coloque la mezcla de jamón en la fuente para hornear y hornee hasta que se caliente y el jamón adquiera color, aproximadamente de 20 a 25 minutos. Retirar del horno y reservar.

Agregue el grano, los pepinillos y el perejil al plato con la vinagreta y revuelva para cubrir. Cubra un plato grande para ofrendas con lechuga Bibb y agregue el grano. Organice la cebolla roja, el Gouda, los guisantes marinados y el jamón listo en f las sobre el grano. Atender.

¡Disfrutar!

Ensalada De Patata Verde

Ingredientes

7 a 8 cebolletas, limpias, secas y cortadas en trozos, partes de color verde y blanco

1 pequeña selección de cebollino, en rodajas

1 cucharadita Sal kosher

Pimienta blanca recién molida

2 cucharadas. agua

8 cucharadas aceite de oliva virgen extra

2 apio rojo bliss de peso corporal, lavado

3 hojas de laurel

6 cucharadas vinagre negro

2 chalotes, pelados, cortados en cuartos a lo largo, en rodajas finas

2 cucharadas. mostaza Dijon suave

1 cucharada. alcaparras en rodajas

1 cucharadita líquido de alcaparras

1 manojo pequeño de estragón, picado

Método

En una licuadora, mezcle las cebolletas y las cebolletas. Sazone con sal al gusto. Agregue agua y mezcle. Vierta 5 cucharadas. del aceite de oliva virgen extra a través de la parte superior de la batidora lentamente y mezcle hasta que quede suave. Lleve el apio a ebullición en una olla con agua, reduzca el fuego y cocine a fuego lento. Sazone el agua con un toque de sal y agregue las hojas de laurel. Cocine a fuego lento el apio hasta que estén tiernos al pincharlos con la punta de una cuchilla, unos 20 minutos.

En un plato lo suficientemente grande como para contener el apio, mezcle el vinagre negro, los chalotes, la mostaza, las alcaparras y el estragón. Mezclar con el aceite de oliva virgen extra restante. Escurra el apio y deseche las hojas de laurel.

Coloca el apio en el plato y tritúralo con cuidado con los dientes de un tenedor. Sazone cuidadosamente con refuerzo y sodio y revuélvalos bien. Terminar añadiendo la cebolleta y la mezcla de aceite de oliva virgen extra. Mezclar bien. Mantener caliente a 70 grados hasta el momento de servir.

¡Disfrutar!

Ensalada de maíz quemado

Ingredientes

3 mazorcas de maíz dulce

1/2 taza de cebollas en rodajas

1/2 taza de pimiento en rodajas

1/2 taza de tomates en rodajas

Sal al gusto

Para el aderezo de ensalada

2 cucharadas. Aceite de oliva

2 cucharadas. Jugo de limon

2 cucharaditas chile en polvo

Método

Las mazorcas de maíz se asan a fuego medio hasta que estén ligeramente quemadas. Después de asarlos, se quitan los granos de las mazorcas de maíz con la ayuda de un cuchillo. Ahora tome un tazón y mezcle los granos, las cebollas picadas, el pimiento y los tomates con sal y luego mantenga el tazón a un lado. Ahora prepare el aderezo de la ensalada mezclando el aceite de oliva, el jugo de limón y el chile en polvo y luego enfríelo. Antes de servir, vierta el aderezo sobre la ensalada y luego sirva.

¡Disfrutar!

Ensalada de col y uva

Ingredientes

2 coles, ralladas

2 tazas de uvas verdes partidas a la mitad

1/2 taza de cilantro firmamente picado

2 chiles verdes, picados

Aceite de oliva

2 cucharadas. Jugo de limon

2 cucharaditas Azúcar en polvo

Sal y pimienta para probar

Método

Para preparar el aderezo para ensaladas, toma el aceite de oliva, el jugo de limón con el azúcar y la sal y la pimienta en un tazón y mézclalos bien y luego refrigéralo. Ahora, toma el resto de los ingredientes en otro recipiente, mezcla bien y reserva. Antes de servir la ensalada, agregue el aderezo para ensalada frío y mezcle suavemente.

¡Disfrutar!

Ensalada de cítricos

Ingredientes

1 taza de pasta integral, cocida

1/2 taza de pimiento en rodajas

1/2 taza de zanahorias, blanqueadas y picadas

1 cebolla verde, rallada

1/2 taza de naranjas, cortadas en gajos

1/2 taza de gajos de lima dulce

1 taza de brotes de soja

1 taza de cuajada, baja en grasa

2-3 cucharadas de hojas de menta

1 cucharadita Mostaza en polvo

2 cucharadas. Azúcar en polvo

Sal al gusto

Método

Para preparar el aliño, añade en un bol la cuajada, las hojas de menta, la mostaza en polvo, el azúcar y la sal y mézclalo bien hasta que se disuelva el azúcar. Mezcle el resto de los ingredientes en otro recipiente y luego déjelo a un lado para que descanse. Antes de servir agregue el aderezo a la ensalada y sirva frío.

¡Disfrutar!

Ensalada de frutas y lechuga

Ingredientes

2-3 hojas de lechuga, cortadas en trozos

1 papa, picada

½ taza de uvas

2 naranjas

½ taza de fresas

1 sandía

2 cucharadas. Jugo de limon

1 cucharada. Miel

1 cucharadita hojuelas de chile rojo

Método

Tome el jugo de limón, la miel y las hojuelas de chile en un tazón y mézclelos bien y luego reserve. Ahora toma el resto de los ingredientes en otro tazón y mézclalos bien. Antes de servir, agregue el aderezo a la ensalada y sirva de inmediato.

¡Disfrutar!

Ensalada de manzana y lechuga

Ingredientes

1/2 taza de puré de melón

1 cucharadita Semillas de comino, tostadas

1 cucharadita Cilantro

Sal y pimienta para probar

2-3 lechugas, cortadas en trozos

1 repollo, rallado

1 zanahoria, rallada

1 pimiento, cortado en cubos

2 cucharadas. Jugo de limon

½ taza de uvas picadas

2 manzanas, picadas

2 cebollas verdes, picadas

Método

Lleva las coles, la lechuga, las zanahorias ralladas y los pimientos a una olla y cúbrelos con agua fría y déjalos hervir y cocínalos hasta que estén cocidos y crujientes, esto puede tomar hasta 30 minutos. Ahora escúrralos y átelos en un paño y refrigérelos. Ahora hay que tomar las manzanas con el jugo de limón en un bol y refrigerarlo. Ahora toma el resto de los ingredientes en un bol y mézclalos bien. Sirve la ensalada inmediatamente.

¡Disfrutar!

Ensalada de frijoles y pimientos

Ingredientes

1 taza de frijoles rojos, hervidos

1 taza de garbanzos, remojados y hervidos

Aceite de oliva

2 cebollas picadas

1 cucharadita cilantro picado

1 pimiento

2 cucharadas. Jugo de limon

1 cucharadita chile en polvo

Sal

Método

El pimiento debe ser perforado con un tenedor y luego untarlos con aceite y luego asarlos a fuego lento. Ahora sumerja el pimiento en agua fría y luego se quitará la piel quemada y luego se cortará en rodajas. Combina el resto de los ingredientes con el pimiento y luego mézclalos bien. Antes de servirlo, enfríelo durante una hora o más.

¡¡Disfrutar!!

Ensalada de zanahorias y dátiles

Ingredientes

1 ½ taza de zanahoria, rallada

1 cabeza de lechuga

2 cucharadas. de almendras, tostadas y picadas

Aderezo de miel y limón

Método

Pon las zanahorias ralladas en una olla con agua fría y déjalas unos 10 minutos, luego escúrrelas. Ahora se repite lo mismo con la cabeza de lechuga. Ahora tome las zanahorias y la lechuga con otros ingredientes en un tazón y refrigere antes de servir. Servir la ensalada espolvoreando por encima las almendras tostadas y troceadas.

¡¡Disfrutar!!

Aderezo cremoso de pimienta para ensalada

Ingredientes

2 tazas de mayonesa

1/2 taza de leche

Agua

2 cucharadas. Vinagre de cidra

2 cucharadas. Jugo de limon

2 cucharadas. queso parmesano

Sal

Una pizca de salsa picante

Una pizca de salsa Worcestershire

Método

Toma un tazón grande, junta todos los ingredientes y mézclalos bien para que no queden grumos. Cuando la mezcla obtenga la textura cremosa deseada, viértala en su ensalada de frutas y verduras frescas y luego la ensalada con el aderezo para ensaladas estará lista para servir. Este aderezo de pimienta cremoso y picante no solo se sirve bien con ensaladas, sino que también se puede servir con pollo, hamburguesas y sándwiches.

¡Disfrutar!

Ensalada Hawaiana

Ingredientes

Para el aderezo de naranja

una cucharada de harina de maíz

Sobre una taza de calabaza naranja

1/2 taza de jugo de naranja

Canela en polvo

para la ensalada

5-6 hojas de lechuga

1 piña, cortada en cubos

2 plátanos, cortados en trozos

1 pepino, cortado en cubos

2 tomates

2 naranjas, cortadas en gajos

4 dátiles negros

Sal al gusto

Método

Para preparar el aderezo para ensaladas, tome un tazón y mezcle la harina de maíz en el jugo de naranja y luego agregue la calabaza naranja al tazón y cocine hasta que la textura del aderezo se espese. Luego, la canela en polvo y el chile en polvo se agregarán al tazón y luego se refrigerarán durante unas horas. Luego prepara la ensalada, toma las hojas de lechuga en un recipiente y cúbrelo con agua durante unos 15 minutos. Ahora los tomates en rodajas se llevan a un bol con los trozos de piña, manzana, plátano, pepino y los gajos de naranja con sal al gusto y se mezclan bien. Ahora agréguelo a las hojas de lechuga y luego vierta el aderezo frío sobre la ensalada, antes de servir.

¡¡Disfrutar!!

Ensalada de maíz quemado

Ingredientes

Un paquete de mazorcas de maíz dulce

1/2 taza de cebollas en rodajas

1/2 taza de pimiento en rodajas

1/2 taza de tomates en rodajas

Sal al gusto

Para el aderezo de ensalada

Aceite de oliva

Jugo de limon

chile en polvo

Método

Las mazorcas de elote se asan a fuego medio hasta que estén ligeramente quemadas, después de asadas se quitan los granos de las mazorcas con la ayuda de un cuchillo. Ahora tome un tazón y mezcle los granos, las cebollas picadas, el pimiento y los tomates con sal y luego mantenga el tazón a un lado. Ahora prepare el aderezo de la ensalada mezclando el aceite de oliva, el jugo de limón y el chile en polvo y luego enfríelo. Antes de servir, vierta el aderezo sobre la ensalada y luego sirva.

¡Disfrutar!

Ensalada de col y uva

Ingredientes

1 cabeza de col, rallada

Aproximadamente 2 tazas de uvas verdes partidas a la mitad

1/2 taza de cilantro finamente picado

3 chiles verdes picados

Aceite de oliva

Jugo de limón, al gusto

Azúcar glass, al gusto

Sal y pimienta para probar

Método

Para preparar el aderezo para ensaladas, toma el aceite de oliva, el jugo de limón con el azúcar y la sal y la pimienta en un tazón y mézclalos bien y luego refrigéralo. Ahora toma el resto de los ingredientes en otro bol y déjalo a un lado. Antes de servir la ensalada, agregue el aderezo para ensalada frío y mezcle suavemente.

¡¡Disfrutar!!

Ensalada de cítricos

Ingredientes

Aproximadamente una taza de pasta integral, cocida

1/2 taza de pimiento en rodajas

1/2 taza de zanahorias, blanqueadas y picadas

Cebolleta. triturado

1/2 taza de naranjas, cortadas en gajos

1/2 taza de gajos de lima dulce

Una taza de brotes de soja

Aproximadamente una taza de cuajada, baja en grasa

2-3 cucharadas de hojas de menta

Mostaza en polvo, al gusto

Azúcar glass, al gusto

Sal

Método

Para preparar el aliño, añade en un bol la cuajada, las hojas de menta, el polvo de mostaza, el azúcar y la sal y mézclalo bien. Ahora mezcle el resto de los ingredientes en otro tazón y luego déjelo a un lado para que descanse. Antes de servir, agregue el aderezo a la ensalada y sirva frío.

¡¡Disfrutar!!

Ensalada de frutas y lechuga

Ingredientes

4 hojas de lechuga, cortadas en pedazos

1 papa, picada

1 taza de uvas

2 naranjas

1 taza de fresas

1 sandía

½ taza de jugo de limón

1 cucharadita Miel

1 cucharadita hojuelas de chile rojo

Método

Tome el jugo de limón, la miel y las hojuelas de chile en un tazón y mézclelos bien y luego reserve. Ahora toma el resto de los ingredientes en otro tazón y mézclalos bien. Antes de servir, agregue el aderezo a la ensalada.

¡Disfrutar!

ensalada de pollo al curry

Ingredientes

2 pechugas de pollo deshuesadas y sin piel, cocidas y cortadas en mitades

3 - 4 tallos de apio picados

1/2 taza de mayonesa, baja en grasa

2-3 cucharaditas de curry en polvo

Método

Tome las pechugas de pollo deshuesadas y sin piel cocidas con el resto de los ingredientes, el apio, la mayonesa baja en grasa, el curry en polvo en tazones medianos y mézclelos adecuadamente. Así esta deliciosa y fácil receta está lista para ser servida. Esta ensalada se puede usar como relleno de sándwich con lechuga sobre el pan.

¡¡Disfrutar!!

Ensalada de espinacas y fresas

Ingredientes

2 cucharaditas semillas de sésamo

2 cucharaditas Semillas de amapola

2 cucharaditas azucar blanca

Aceite de oliva

2 cucharaditas Pimenton

2 cucharaditas vinagre blanco

2 cucharaditas salsa inglesa

Cebolla, picada

Espinacas, enjuagadas y cortadas en trozos

Un litro de fresas, picadas en trozos

Menos de una taza de almendras plateadas y blanqueadas

Método

Toma un tazón mediano; mezclar las semillas de amapola, las semillas de sésamo, el azúcar, el aceite de oliva, el vinagre y el pimentón junto con la salsa inglesa y la cebolla. Mézclelos adecuadamente y cúbralo y luego congélelo al menos durante una hora. Tome otro tazón y mezcle las espinacas, las fresas y las almendras y luego vierta la mezcla de hierbas y luego refrigere la ensalada antes de servirla durante al menos 15 minutos.

¡Disfrutar!

Ensalada dulce de restaurante

Ingredientes

Una bolsa de 16 onzas de mezcla de ensalada de col

1 cebolla, picada

Menos de una taza de aderezo cremoso para ensaladas

Aceite vegetal

1/2 taza de azúcar blanca

Sal

Semillas de amapola

vinagre blanco

Método

Tome un tazón grande; mezcla la mezcla de ensalada de col y las cebollas juntas. Ahora tome otro tazón y mezcle el aderezo para ensaladas, el aceite vegetal, el vinagre, el azúcar, a sal y las semillas de amapola. Después de mezclarlos bien, agregue la mezcla a la mezcla de ensalada de col y cubra bien. Antes de servir la deliciosa ensalada, refrigérala durante al menos una hora o dos.

¡Disfrutar!

Ensalada clásica de macarrones

Ingredientes

4 tazas de macarrones de codo, sin cocer

1 taza de mayonesa

Menos de una taza de vinagre blanco destilado

1 taza de azúcar blanca

1 cucharadita Mostaza amarilla

Sal

Pimienta negra, molida

Una cebolla de tamaño grande, finamente picada

Aproximadamente una taza de zanahorias ralladas

2-3 tallos de apio

2 pimientos picantes, picados

Método

Tome una olla grande y tome agua con sal y hierva, agregue los macarrones y cocínelos y déjelos enfriar durante unos 10 minutos y luego escúrralos. Ahora tome un tazón grande y agregue el vinagre, la mayonesa, el azúcar, el vinagre, las mostazas, la sal y la pimienta y mezcle bien. Cuando esté bien mezclado, agregue el apio, los pimientos verdes, los pimientos morrones, las zanahorias y los macarrones y vuelva a mezclarlos bien. Después de que todos los ingredientes estén bien mezclados, déjalo refrigerar por al menos 4-5 horas antes de servir la deliciosa ensalada.

¡Disfrutar!

Ensalada de pera al roquefort

Ingredientes

Lechuga, cortada en pedazos

Unas 3-4 peras, peladas y picadas

Una lata de queso Roquefort, rallado o desmenuzado

cebollas verdes, en rodajas

Sobre una taza de azúcar blanca

1/2 lata de pecanas

Aceite de oliva

2 cucharaditas vinagre de vino tinto

Mostaza, al gusto

Un diente de ajo

Sal y pimienta negra, al gusto

Método

Tome una sartén y caliente el aceite a fuego medio, luego revuelva el azúcar con las nueces y manténgalas revolviendo hasta que el azúcar se derrita y las nueces se caramelicen, y luego déjelas enfriar. Ahora tome otro recipiente y agregue el aceite, el vinagre, el azúcar, la mostaza, el ajo, la sal y la pimienta negra y mezcle bien. Ahora mezcle la lechuga, las peras y el queso azul, el aguacate y las cebollas verdes en un tazón y luego agregue la mezcla de aderezo y luego espolvoree las nueces caramelizadas y sirva.

¡¡Disfrutar!!

Ensalada de atún de Barbie

Ingredientes

Una lata de atún blanco

½ taza de mayonesa

una cucharada de queso estilo parmesano

Encurtido dulce, al gusto

Hojuelas de cebolla, al gusto

Curry en polvo, al gusto

Perejil seco, al gusto

Eneldo, seco, al gusto

Ajo en polvo, al gusto

Método

Tome un tazón y agregue todos los ingredientes y mezcle bien. Antes de servir, déjelos enfriar durante una hora.

¡¡Disfrutar!!

Ensalada navideña de pollo

Ingredientes

1 libra de carne de pollo, cocida

una taza de mayonesa

una cucharadita de pimentón

Alrededor de dos tazas de arándanos, secos

2 cebollas verdes, finamente picadas

2 pimientos verdes picados

Una taza de pecanas picadas

Sal y pimienta negra, al gusto

Método

Tome un tazón mediano, mezcle la mayonesa, el pimentón y luego sazone al gusto y agregue sal si es necesario. Ahora toma los arándanos, el apio, los pimientos, las cebollas y las nueces y mézclalos bien. Ahora se agrega el pollo cocido y luego se vuelve a mezclar bien. Sazónelos al gusto y luego, si es necesario, agregue la pimienta negra molida. Antes de servir, déjelo enfriar durante al menos una hora.

¡¡Disfrutar!!

ensalada mexicana de frijol

Ingredientes

Una lata de frijoles negros

Una lata de frijoles

Una lata de frijoles cannellini

2 pimientos verdes picados

2 pimientos rojos

Un paquete de granos de maíz congelados

1 cebolla roja, finamente picada

Aceite de oliva

1 cucharada. vinagre de vino tinto

½ taza de jugo de limón

Sal

1 ajo, machacado

1 cucharada. Cilantro

1 cucharadita comino molido

Pimienta negra

1 cucharadita Salsa de pimienta

1 cucharadita chile en polvo

Método

Tome un tazón y mezcle los frijoles, los pimientos, el maíz congelado y las cebollas rojas. Ahora tome otro tazón pequeño, mezcle el aceite, el vinagre de vino tinto, el jugo de limón, el cilantro, el comino, la pimienta negra y luego sazone al gusto y agregue la salsa picante con el chile en polvo. Vierta la mezcla de aderezo y mezcle bien. Antes de servir, déjelos enfriar durante una hora o dos.

¡¡Disfrutar!!

Ensalada de pasta ranchera con tocino

Ingredientes

Una lata de pasta rotini tricolor cruda

9-10 rebanadas de tocino

una taza de mayonesa

Mezcla de aderezo para ensaladas

1 cucharadita Polvo de ajo

1 cucharadita Pimienta de ajo

1/2 taza de leche

1 tomate picado

Una lata de aceitunas negras

Una taza de queso cheddar, rallado

Método

Poner agua con sal en una olla y llevar a ebullición. Cocine la pasta en ella hasta que se ablande durante unos 8 minutos. Ahora tome una sartén y caliente el aceite en una sartén y cocine el tocino en él y cuando esté cocido, escúrralo y luego píquelo. Tome otro tazón y agregue los ingredientes restantes y luego agréguelo con la pasta y el tocino. Servir cuando se mezcle correctamente.

¡¡Disfrutar!!

Ensalada de patata de piel roja

Ingredientes

4 patatas rojas nuevas, limpias y fregadas

2 huevos

Una libra de tocino

Cebolla, finamente picada

Un tallo de apio, picado

Aproximadamente 2 tazas de mayonesa

Sal y pimienta para probar

Método

Lleve agua con sal a una olla y llévela a ebullición y luego agregue las papas nuevas a la olla y cocínelas durante unos 15 minutos, hasta que estén tiernas. Luego escurra las papas y déjelas enfriar. Ahora lleve los huevos a una cacerola y cúbralos con agua fría y luego hierva el agua y luego retire la cacerola del fuego y luego déjela a un lado. Ahora cocina los tocinos, escúrrelos y déjalos a un lado. Ahora agregue los ingredientes con las papas y el tocino y mezcle bien. Enfríalo y sirve.

¡¡Disfrutar!!

Ensalada de judías negras y cuscús

Ingredientes

Una taza de cuscús, sin cocer

Unas dos tazas de caldo de pollo.

Aceite de oliva

2-3 cucharadas Jugo de lima

2-3 cucharadas vinagre de vino tinto

Comino

2 cebollas verdes, picadas

1 pimiento rojo picado

Cilantro, recién picado

Una taza de granos de maíz congelados

Dos latas de frijoles negros

Sal y pimienta para probar

Método

Hervir el caldo de pollo y luego revolver el cuscús, y cocerlo tapando la sartén y luego reservar. Ahora mezcle el aceite de oliva, el jugo de limón, el vinagre y el comino y luego agregue las cebollas, la pimienta, el cilantro, el maíz, los frijoles y cúbralo. Ahora mezcle todos los ingredientes y luego, antes de servir, déjelo enfriar durante unas horas.

¡¡Disfrutar!!

ensalada griega de pollo

Ingredientes

2 tazas de carne de pollo, cocida

1/2 taza de zanahorias, en rodajas

1/2 taza de pepino

Aproximadamente una taza de aceitunas negras picadas

Aproximadamente una taza de queso feta, rallado o desmenuzado

aderezo para ensaladas al estilo italiano

Método

Toma un tazón grande, toma el pollo cocido, las zanahorias, el pepino, las aceitunas y el queso y mézclalos bien. Ahora agregue la mezcla de aderezo para ensaladas y vuelva a mezclarlos bien. Ahora refrigere el tazón, cubriéndolo. Servir cuando esté frío.

¡¡Disfrutar!!

Ensalada de pollo de lujo

Ingredientes

½ taza de mayonesa

2 cucharadas. Vinagre de cidra

1 ajo picado

1 cucharadita Eneldo fresco, finamente picado

Una libra de pechugas de pollo cocidas sin piel y sin hueso

½ taza de queso feta, rallado

1 pimiento rojo

Método

La mayonesa, el vinagre, el ajo y el eneldo se deben mezclar bien y se deben refrigerar durante al menos 6-7 horas o toda la noche. Ahora el pollo, los pimientos y el queso deben revolverse con él y luego dejar que se enfríe durante unas horas y luego servir la saludable y deliciosa receta de ensalada.

¡¡Disfrutar!!

Ensalada de pollo con curry afrutado

Ingredientes

4-5 pechugas de pollo, cocidas

Un tallo de apio, picado

Cebollas verdes

Sobre una taza de pasas doradas

Manzana, pelada y en rodajas

pecanas, tostadas

Uvas verdes, sin semillas y partidas por la mitad

polvo de curry

Una taza de mayonesa baja en grasa

Método

Tome un tazón grande y tome todos los ingredientes, como el apio, las cebollas, las pasas, las manzanas en rodajas, las nueces tostadas, las uvas verdes sin semillas con curry en polvo y mayonesa y mezcle bien. Cuando estén bien combinados entre sí, déjalos reposar unos minutos y luego sirve la deliciosa y saludable ensalada de pollo.

¡¡Disfrutar!!

Maravillosa ensalada de pollo al curry

Ingredientes

Unas 4-5 pechugas de pollo deshuesadas y sin piel, cortadas por la mitad

una taza de mayonesa

Sobre una taza de chutney

una cucharadita de curry en polvo

Acerca de una cucharadita. de pimienta

Pecanas, alrededor de una taza, picadas

Una taza de uvas, sin semillas y partidas a la mitad

1/2 taza de cebollas, finamente picadas

Método

Toma una sartén grande, cocina las pechugas de pollo en ella durante unos 10 minutos y cuando estén cocidas, desmenúzalas con la ayuda de un tenedor. Luego escúrralos y déjelos enfriar. Ahora tome otro tazón y agregue la mayonesa, a salsa picante, el curry en polvo y la pimienta y mezcle. Luego revuelva las pechugas de pollo cocidas y desgarradas en la mezcla y luego vierta las nueces, el curry en polvo y la pimienta. Antes de servir, refrigere la ensalada por unas horas. Esta ensalada es una opción ideal para hamburguesas y sándwiches.

¡Disfrutar!

Ensalada picante de zanahoria

Ingredientes

2 zanahorias, picadas

1 ajo picado

Aproximadamente una taza de agua 2-3 cucharadas. Jugo de limon

Aceite de oliva

Sal al gusto

Pimienta al gusto

Hojuelas de pimienta roja

Perejil, fresco y picado

Método

Lleva las zanahorias al microondas y cuécelas unos minutos con el ajo picado y el agua. Sácalo del microondas, cuando la zanahoria esté cocida y blanda. Luego escurra las zanahorias y déjelas a un lado. Ahora el jugo de limón, el aceite de oliva, las hojuelas de pimienta, la sal y el perejil se agregan al tazón de zanahorias y se mezclan bien. Deje que se enfríe durante unas horas y luego la deliciosa ensalada picante estará lista para servir.

¡¡Disfrutar!!

Ensalada asiática de manzana

Ingredientes

2-3 cucharaditas Vinagre de arroz 2-3 cucharadas. Jugo de lima

Sal al gusto

Azúcar

1 cucharadita Salsa de pescado

1 jícama en juliana

1 manzana, picada

2 cebollines, finamente picados

menta

Método

El vinagre de arroz, la sal, el azúcar, el jugo de lima y la salsa de pescado deben mezclarse adecuadamente en un tazón mediano. Cuando estén bien mezcladas, se echan las jícamas en juliana con las manzanas picadas en el bol y se mezclan bien. Luego se agregan y se mezclan las chuletas de cebolleta y la menta. Antes de servir la ensalada con su sándwich o hamburguesa, déjela enfriar un rato.

¡¡Disfrutar!!

Ensalada de calabaza y orzo

Ingredientes

1 calabacín

2 cebolletas, picadas

1 calabaza amarilla

Aceite de oliva

Una lata de orzo cocido

Eneldo

Perejil

½ taza de queso de cabra, rallado

Pimienta y sal, al gusto

Método

Los calabacines, las cebolletas picadas con la calabaza amarilla se saltean en aceite de oliva a fuego medio. Estos deben cocinarse durante unos minutos hasta que se ablanden. Ahora pásalos a un bol y echa en el bol el orzo cocido, con perejil, queso de cabra rallado, eneldo, sal y pimienta y vuelve a mezclar. Antes de servir el plato, enfríe la ensalada durante unas horas.

¡¡Disfrutar!!

Ensalada De Berros-fruta

Ingredientes

1 sandía, cortada en cubos

2 duraznos, cortados en gajos

1 manojo de berros

Aceite de oliva

½ taza de jugo de limón

Sal al gusto

Pimienta al gusto

Método

Los cubos de sandía y los gajos de melocotón se mezclan con los berros en un bol mediano y luego se espolvorea el aceite de oliva con el jugo de lima. Luego sazónelas al gusto y si es necesario agregue la sal y la pimienta, al gusto. Cuando todos los ingredientes se mezclen fácil y adecuadamente, guárdelo a un lado o también puede guardarlo en el refrigerador durante unas horas y luego la deliciosa pero saludable ensalada de frutas estará lista para servir.

¡¡Disfrutar!!

Ensalada César

Ingredientes

3 dientes de ajo, picados

3 anchoas

½ taza de jugo de limón

1 cucharadita salsa inglesa

Aceite de oliva

una yema de huevo

1 cabeza de lechuga romana

½ taza de queso estilo parmesano, rallado

Crutones

Método

Los dientes de ajo picados con anchoas y jugo de limón se deben hacer puré, luego se le agrega la salsa Worcestershire con la sal, la pimienta y la yema y luego se vuelve a mezclar, hasta que quede suave. Esta mezcla se debe hacer con la ayuda de una licuadora a fuego lento, ahora se agrega lentamente y poco a poco el aceite de oliva y luego se le echa la lechuga. Luego, la mezcla debe reservarse por un tiempo. Sirva la ensalada con cobertura de queso parmesano y picatostes.

¡¡Disfrutar!!

Ensalada De Pollo Y Mango

Ingredientes

2 pechugas de pollo, deshuesadas, cortadas en trozos

Mezclum de verduras

2 mangos, cortados en cubos

¼ taza de jugo de limón

1 cucharadita El jengibre rallado

2 cucharaditas Miel

Aceite de oliva

Método

El jugo de limón y la miel se baten en un tazón y luego se le agrega el jengibre rallado y también se le agrega el aceite de oliva. Después de mezclar bien los ingredientes en el bol, reservar. Luego, el pollo se debe asar a la parrilla y luego dejar que se enfríe, y después de enfriarlo, se rompe el pollo en cubos fáciles de morder. Luego lleve el pollo al bol y mézclelo bien con las verduras y los mangos. Después de mezclar bien todos los ingredientes, déjelo a un lado para que se enfríe y sirva la deliciosa e interesante ensalada.

¡¡Disfrutar!!

Ensalada de naranja con mozzarella

Ingredientes

2-3 naranjas, cortadas en rodajas

Queso Mozzarella

Hojas de albahaca fresca, cortadas en pedazos

Aceite de oliva

Sal al gusto

Pimienta al gusto

Método

La mozzarella y las rodajas de naranja se mezclan con las hojas frescas de albahaca. Después de mezclarlos bien, rocíe el aceite de oliva sobre la mezcla y sazone al gusto. Luego, si es necesario, agregue sal y pimienta, al gusto. Antes de servir a ensalada, deje que la ensalada se enfríe durante unas horas, ya que esto le dará a la ensalada los sabores correctos.

¡¡Disfrutar!!

Ensalada de tres frijoles

Ingredientes

1/2 taza de vinagre de sidra

Sobre una taza de azúcar

Una taza de aceite vegetal

Sal al gusto

½ taza de judías verdes

½ taza de frijoles de cera

½ taza de frijoles rojos

2 cebollas rojas, finamente picadas

Sal y pimienta para probar

Hojas de perejil

Método

El vinagre de sidra con el aceite vegetal, el azúcar y la sal se ponen en una olla y se ponen a hervir, luego se le añaden las alubias con las cebollas moradas en rodajas y se deja marinar durante al menos una hora. Después de una hora, sazone al gusto la sal, agregue sal y pimienta, si es necesario y luego sirva con el perejil fresco.

¡¡Disfrutar!!

Ensalada de miso y tofu

Ingredientes

1 cucharadita Jengibre, finamente picado

3-4 cucharadas de miso

Agua

1 cucharada. de vinagre de vino de arroz

1 cucharadita Salsa de soja

1 cucharadita Pasta de chile

1/2 taza de aceite de maní

Una espinaca baby, picada

½ taza de tofu, cortado en trozos

Método

El jengibre picado se debe hacer puré con miso, agua, vinagre de vino de arroz, salsa de soja y pasta de chile. Luego, esta mezcla debe mezclarse con media taza de aceite de maní. Cuando se mezclen correctamente, agregue el tofu en cubos y las espinacas picadas. Enfriar y servir.

¡¡Disfrutar!!

Ensalada japonesa de rábanos

Ingredientes

1 sandía, cortada en rodajas

1 rábano, en rodajas

1 cebolleta

1 manojo de verduras tiernas

Mirin

1 cucharadita Vinagre de vino de arroz

1 cucharadita Salsa de soja

1 cucharadita El jengibre rallado

Sal

aceite de sésamo

Aceite vegetal

Método

Poner la sandía, el rábano con las cebolletas y el verdeo en un bol y reservar. Ahora coge otro bol, añade el mirin, el vinagre, la sal, el jengibre rallado, la salsa de soja con el aceite de sésamo y el aceite vegetal y luego mézclalos bien. Cuando los ingredientes en el tazón estén bien mezclados, extienda esta mezcla sobre el tazón de sandías y rábanos. Por lo tanto, la ensalada interesante pero muy deliciosa está lista para ser servida.

¡¡Disfrutar!!

Cobb suroeste

Ingredientes

1 taza de mayonesa

1 taza de suero de leche

1 cucharadita salsa inglesa picante

1 cucharadita Cilantro

3 cebolletas

1 cucharada. cáscara de naranja

1 ajo picado

1 cabeza de lechuga romana

1 aguacate, cortado en cubitos

Jícama

½ taza de queso fuerte, rallado o desmenuzado

2 naranjas, cortadas en gajos

Sal al gusto

Método

La mayonesa y el suero de leche se hacen puré con la salsa Worcestershire caliente, las cebolletas, la ralladura de naranja, el cilantro, el ajo picado y la sal. Ahora toma otro tazón y mezcla la lechuga romana, los aguacates y las jícamas con las naranjas y el queso rallado. Ahora vierta el puré de suero de leche sobre el tazón de naranjas y reserve, antes de servir, para que se obtenga el sabor correcto de la ensalada.

¡¡Disfrutar!!

Pasta Capresse

Ingredientes

1 paquete de fusilli

1 taza de mozzarella, cortada en cubitos

2 tomates, sin semillas y picados

hojas frescas de albahaca

¼ taza de piñones, tostados

1 ajo picado

Sal y pimienta para probar

Método

El fusilli debe cocinarse de acuerdo con las instrucciones y luego debe reservarse para que se enfríe. Después de que se enfríe, mézclelo con mozzarella, tomates, piñones tostados, ajo picado y hojas de albahaca y sazone al gusto, y agregue sal y pimienta, si es necesario, según el gusto. Reserva toda la mezcla de la ensalada para que se enfríe y luego sírvela con tus sándwiches o hamburguesas o cualquiera de tus comidas.

¡¡Disfrutar!!

Ensalada De Trucha Ahumada

Ingredientes

2 cucharadas. Vinagre de cidra

Aceite de oliva

2 chalotes, picados

1 cucharadita Rábano picante

1 cucharadita mostaza de Dijon

1 cucharadita Miel

Sal y pimienta para probar

1 lata de trucha ahumada, desmenuzada

2 manzanas, cortadas en rodajas

2 remolachas, en rodajas

Rúcula

Método

Tome un tazón grande y vierta en él la trucha ahumada en escamas con manzanas en juliana, remolacha y rúcula y luego reserve el tazón. Ahora tome otro tazón y mezcle el vinagre de sidra, el aceite de oliva, el rábano picante, los chalotes picados, la miel y la mostaza de Dijon y luego sazone la mezcla al gusto y luego, si es necesario, agregue sal y pimienta, según su gusto. Ahora tome esta mezcla y viértala sobre el bol de manzanas en juliana y mezcle bien y luego sirva la ensalada.

¡¡Disfrutar!!

Ensalada De Huevo Con Frijoles

Ingredientes

1 taza de judías verdes, blanqueadas

2 rábanos, en rodajas

2 huevos

Aceite de oliva

Sal y pimienta para probar

Método

Los huevos deben hervirse las acelgas al principio y luego mezclarse con las judías verdes blanqueadas, los rábanos en rodajas. Mézclalos bien, y luego rocíalos con aceite de oliva y agrega sal y pimienta, al gusto. Cuando todos los ingredientes estén bien mezclados, reservar y dejar enfriar. Cuando la mezcla se enfría, la ensalada está lista para servir.

¡¡Disfrutar!!

Ensalada Ambrosia

Ingredientes

1 taza de leche de coco

2-3 rodajas de ralladura de naranja

Unas gotas de esencia de vainilla

1 taza de uvas, en rodajas

2 mandarinas, en rodajas

2 manzanas, cortadas en rodajas

1 coco, rallado y tostado

10-12 nueces, trituradas

Método

Tome un tazón mediano y mezcle la leche de coco, la ralladura de naranja con la esencia de vainilla. Cuando esté bien batido, agregue la mandarina en rodajas con las manzanas y las uvas en rodajas. Luego de mezclar bien todos los ingredientes, refrigérala por una o dos horas, antes de servir la deliciosa ensalada. Cuando la ensalada se enfríe, sirva la ensalada con sándwich o hamburguesas.

¡¡Disfrutar!!

ensalada de cuña

Ingredientes

una taza de mayonesa

una taza de queso azul

1/2 taza de suero de leche

una chalota

Limón rallado

salsa inglesa

hojas frescas de pereji

Cuñas de iceberg

1 huevo, duro

1 taza de tocino, desmenuzado

Sal y pimienta para probar

Método

La mayonesa con el queso azul, el suero de leche, la chalota, la salsa, la ralladura de limón y el perejil se hacen puré. Después de hacer el puré, sazónalo al gusto y si es necesario agrega la sal y la pimienta, al gusto. Ahora tome otro tazón y arroje las cuñas de iceberg en el tazón con la mimosa de huevo, para que la mimosa de huevo manche los huevos duros a través del colador. Ahora vierta el puré de mayonesa sobre el tazón de gajos y mimosa y luego mezcle bien. La ensalada se sirve untando el tocino fresco por encima.

¡¡Disfrutar!!

Ensalada de pimientos españoles

Ingredientes

3 cebolletas

4-5 aceitunas

2 pimientos

2 cucharadas. vinagre de jerez

1 cabeza de pimentón, ahumado

1 cabeza de lechuga romana

1 puñado de almendras

Un diente de ajo

rebanadas de pan

Método

Las cebolletas se asan a la parrilla y luego se cortan en trozos. Ahora coge otro bol y echa en él los pimientos y las aceitunas con las almendras, el pimentón ahumado, el vinagre, la lechuga romana y las cebolletas asadas y picadas. Mezcle bien los ingredientes del bol y guárdelo a un lado. Ahora las rebanadas de pan se van a asar a la parrilla y cuando estén a la parrilla se frotan los dientes de ajo sobre las rebanadas y luego se vierte la mezcla de los pimientos sobre los panes a la parrilla.

¡¡Disfrutar!!

Ensalada de mimosa

Ingredientes

2 huevos, duros

½ taza de mantequilla

1 cabeza de lechuga

Vinagre

Aceite de oliva

hierbas, picadas

Método

Tome un tazón mediano y mezcle la lechuga, la mantequilla con el vinagre, el aceite de oliva y las hierbas picadas. Después de mezclar correctamente los ingredientes del tazón, déjelo a un lado por un tiempo. Mientras tanto, se va a preparar la mimosa. Para preparar la mimosa, primero se pelan los huevos duros y luego con la ayuda de un colador, colar los huevos duros y así la mimosa de huevo está lista. Ahora, esta mimosa de huevo se debe colocar sobre el tazón de ensalada, antes de servir la deliciosa ensalada de mimosa.

¡¡Disfrutar!!

Waldorf clásico

Ingredientes

1/2 taza de mayonesa

2-3 cucharadas CCrea agria

2 cebollines

2-3 cucharadas Perejil

1 ralladura de limón y jugo

Azúcar

2 manzanas, picadas

1 tallo de apio, picado

nueces

Método

Tome un tazón y luego la mayonesa, la crema agria se batirá con cebollino, ralladura de limón y jugo, perejil, pimienta y azúcar. Cuando los ingredientes en el tazón estén bien mezclados, déjelo a un lado. Ahora tome otro tazón y mezcle las manzanas, el apio picado y las nueces en él. Ahora toma la mezcla de mayonesa y revuélvela con las manzanas y el apio. Mezclar bien todos los ingredientes, reposar el bol un rato y luego servir la ensalada.

¡¡Disfrutar!!

Ensalada de guisantes de ojos negros

Ingredientes

Jugo de lima

1 ajo picado

1 cucharadita comino molido

Sal

Cilantro

Aceite de oliva

1 taza de guisantes de ojos negros

1 jalapeño, picado o machacado

2 tomates, cortados en cubitos

2 cebollas rojas, finamente picadas

2 aguacates

Método

El jugo de lima se batirá con el ajo, el comino, el cilantro, la sal y el aceite de oliva. Cuando todos estos ingredientes estén bien mezclados, mezcle esta mezcla con los jalapeños machacados, los frijoles negros, los aguacates y las cebollas rojas finamente picadas. Cuando todos los ingredientes se mezclen correctamente, deje reposar la ensalada durante unos minutos y luego sirva.

¡¡Disfrutar!!

Ensalada De Zanahoria Sabrosa

Ingredientes

2 libras de zanahorias, peladas y cortadas en rodajas finas en diagonal

½ taza de hojuelas de almendras

1/3 taza de arándanos secos

2 tazas de rúcula

2 dientes de ajo picados

1 paquete de queso azul danés desmenuzado

1 cucharada. Vinagre de cidra

¼ taza de aceite de oliva virgen extra

1 cucharadita Miel

1-2 pizca Pimienta negra recién molida

Sal al gusto

Método

Combine las zanahorias, el ajo y las almendras en un tazón. Añadir un poco de aceite de oliva y mezclar bien. Añadir sal y pimienta al gusto. Transfiera la mezcla a una bandeja para hornear y hornee en el horno precalentado durante 30 minutos a 400 grados F o 200 grados C. Sáquelos cuando el borde se dore y déjelos enfriar. Transfiere la mezcla de zanahorias a un bol. Agregue la miel, el vinagre, los arándanos y el queso y mezcle bien. Mezcle la rúcula y sirva de inmediato.

¡Disfrutar!

Ensalada De Verduras Marinadas

Ingredientes

1 lata de guisantes verdes pequeños, escurridos

1 lata de judías verdes a la francesa, escurridas

1 lata de maíz blanco o de zapatero, escurrido

1 cebolla mediana, en rodajas finas

¾ taza de apio finamente picado

2 cucharadas. pimientos picados

½ taza de vinagre de vino blanco

½ taza de aceite vegetal

¾ taza de azúcar

½ cucharadita Pimienta ½ cdta. Sal

Método

Tome un tazón grande y combine los guisantes, los callos y los frijoles. Agregue el apio, la cebolla y los pimientos y mezcle bien la mezcla. Toma una cacerola. Ponga todos los ingredientes restantes y cocine a fuego lento. Revuelva continuamente hasta que el azúcar se disuelva. Verter la salsa sobre la mezcla de verduras. Cubra el recipiente con una tapa y refrigere durante la noche. Puedes conservarlo durante varios días en el frigorífico. Servir frío.

¡Disfrutar!

www.ingramcontent.com/pod-product-compliance
Lightning Source LLC
Chambersburg PA
CBHW070402120526
44590CB00014B/1217